AF313673

LETTRE

ECRITE

A MONSIEUR...

SUR

LA MALADIE

DE MADAME***

La Duchesse de Foix

par Mongin contre Chauvin

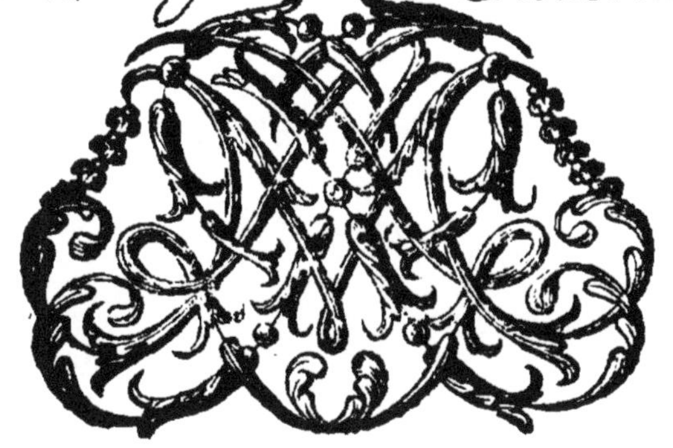

A PARIS,

Chez PIERRE-AUGUSTIN LE MERCIER, rue
S. Jacques, près S. Yves, à S. Ambroise.

M. DCCX.

AVEC PERMISSION.

LETTRE

ECRITE

A MONSIEUR....

SUR

LA MALADIE

DE MADAME***

ONSIEUR,

La part que vous avez
témoigné prendre à la Ma-

ladie de M. me fait croire que vous ferez bien-aife d'être informé des caufes qui la produifoient, & des moïens dont un illuftre Efculape, depuis peu arrivé à Paris, s'eft fervi pour la combattre. Je ne mettrai rien fur le compte de l'ancien Medecin de la Malade, celuy-cy éclairé, ou plûtôt fauffement prévenu par les idées du premier, en a fuivi aveuglément toutes les décifions.

Par la Relation que je vais faire, Monfieur, vous pourez, d'un côté, vous appercevoir combien la Nature eft admirable dans toutes fes productions ; puis que lors

même qu'il y a quelque partie des plus neceſſaires à la
vie hors de ſon état naturel,
elle y ſçait ſuppléer par des
moyens, dont les effets ſont
équivalans à ceux de ces mêmes parties ; & d'un autre
côté vous pourez juger que
le défaut le plus dangereux
en un Medecin, eſt l'entê-
tement & la prévention qu'il
a de ſon propre merite ; ce
qui l'empêche de profiter
ſouvent des avis ſages, qu'il
pouroit retirer par les diffe-
rentes Conſultations. Je croi
pouvoir à propos appliquer
icy ces belles paroles de Ti-
te-Live ; *Qui de ſuâ unius ſen-*
tentiâ omnia gerit, ſuperbum hunc

potiùs judicabo quam sapientem.

Madame * * * se plaignoit depuis plus de trente-cinq ans d'une Palpitation de cœur, & d'une Lypothymie, qu'elle avoit coûtume d'appeler petite mort subite. Depuis environ deux ans, elle avoit une toux vive, & une respiration de tems en tems presque suffoquante. Son poux étoit irrégulier, & il cessoit quelquefois, pour quelque petit moment, de faire sentir ses pulsations. Elle étoit naturellement vive & d'une humeur assez guaye.

Vers le commencement de cette année 1710, en ces jours où l'air étoit chargé d'un brouïllard épais & puant, tous les symptômes augmenterent, sur tout ceux de l'Asthme, je veux dire la toux & la respiration suffoquante.

Avant de passer outre, je ferai icy le détail des parties de la poitrine de la Malade, qui sont celles qui souffroient le plus, & qui faisoient le vrai caractere de son mal. Comme je me défie de la force de mes expressions, j'ai eû recours au crayon & au dessein que vous m'avez autrefois tant recommandé, afin que vous soyez plus aisément au fait de l'explication des Symptômes, & que vous puissiez plus sainement juger si la

pratique de cet Esculape é-
toit fondée sur quelque ap-
parence de raison. La figure
vous represente une coupe
verticale ou profil du cœur
& de l'Aorte.

A l'ouverture du corps de
M. on a trouvé son poumon
beau & bien sain, à la réserve
d'un lobe scitué au côté droit,
qui étoit abreuvé d'une matiere purulente.

Son cœur étoit plus gros
qu'on ne l'a ordinairement,
toutes les parties, à cela prés,
en étoient parfaitement sai-
nes.

Le gros vaisseau appellé
Aorte, qui reçoit le sang im-
mediatement du cœur, pour

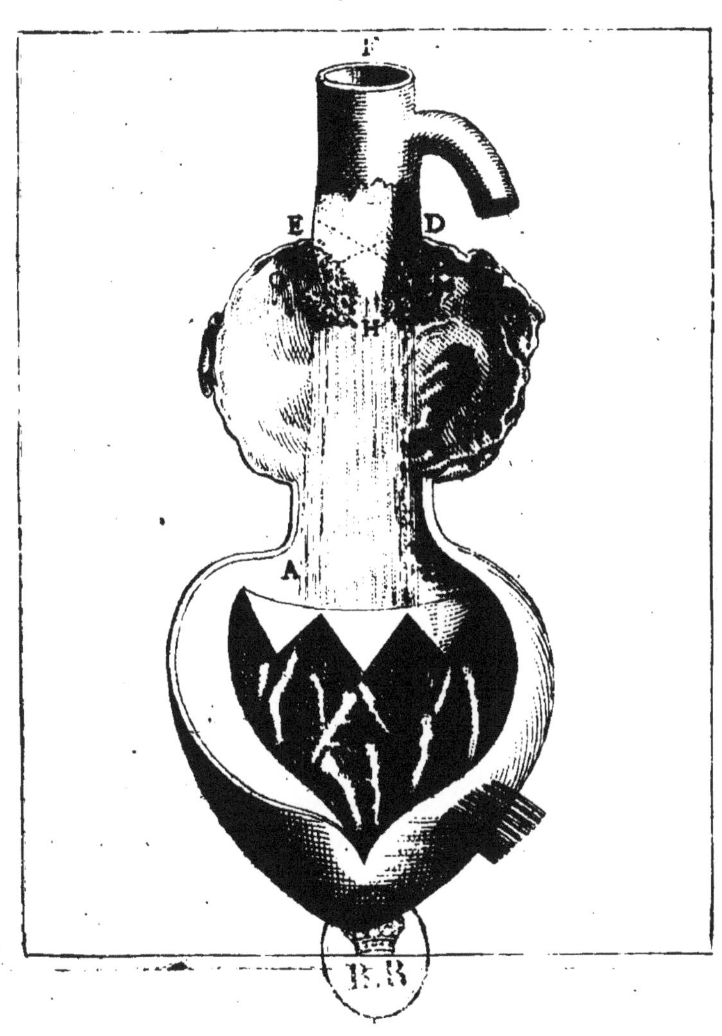
F
E
D
H
A

le porter dans toutes les parties du corps, à cinq lignes de son origine, s'élargissoit & formoit une poche considerable, dont l'orifice superieur étoit presque fermé par deux cloisons membraneuses, garnies de plusieurs tubercules pierreux, blancs & friables, de grandeur & figure differente, comme il est representé en E G. D C.

La membrane interne de la poche étoit tapissée en differens endroits des mêmes petits tubercules pierreux.

La partie pierreuses de l'orifice superieur representé en H, avoit environ dix lignes de long, & trois de large; ensuite le tuyau redevenoît membraneux , & s'étendoit environ deux travers de doigt au de-là de la partie pierreuse, avant sa séparation en Aorte ascendante & descendante.

Pour expliquer tous les symptômes qui accompagnoient la Maladie de M. je dis, & vous le sçavez mieux que moi, Monsieur, vous qui possedez si parfaitement toutes les loix des Mechaniques, que les fluides augmentent leur mouvement , à mesure qu'ils coulent par des tuyaux plus étroits , & qu'ils le diminuent en entrant dans des tuyaux plus larges. Le sang donc au fortir du ventricule gauche du cœur, parcouroit dans l'Aorte environ cinq lignes ; & fortant tout à coup comme par explofion de ce canal étroit, la feule colomne de cette liqueur qui fe trouvoit répondre directement à l'ouverture, continuoit fa route, tandis que celles qui partoient par exemple du point A, alloient frapper la cloifon pierreufe vers G, & la pouffoient fuivant la ligne de direction G D, & par confequent la faifoient approcher de l'autre cloifon par fon extrémité H, oppofée à l'extremité E.

On peut dire pareillement

que le fang qui partoit du point B, étoit pouffé vers C; lequel faifant effort fur cette cloifon, fuivant la ligne de direction CE, l'approchoit de l'autre, & fermoit plus ou moins l'ouverture, fuivant que les explofions du fang étoient plus ou moins fortes & frequentes; parce qu'étant attachée au point D, elle ne pouvoit laiffer mouvoir que l'extrémité oppofée.

Le fang qui avoit frappé contre les parois de cette di-gue ou poche, fe réflechiffoit contre fa propre fource, & cela produifoit premiere-ment les palpitations de cœur, & l'intercadence du poux, par les irritations, & le tremouffement que le cœur recevoit de ce nouveau choc, & enfuite la lypothymie, ou ce que la Malade appeloit pe-tite - mort fubite ; parce que la plus grande partie du fang qui étoit arrêtée dans cette poche , interrompoit pour quelque moment fon cours circulaire , & ne fourniffoit point au cerveau la matiere des efprits animaux , lefquels ceffant eux mêmes de reluire dans les parties, toute la ma-chine devoit paroiftre com-me mourante.

Ce reflux du fang vers le cœur auroit produit des acci-dens encore plus infupportables, si la violence n'en eust été réprimée par les valvules semilunaires ; il est aisé de comprendre que ces mêmes valvules ne faisoient pas bien leur jeu ; parce que dans le temps qu'elles étoient ouvertes par le sang qui sortoit du cœur pour entrer dans l'Aorte, celui qui revenoit du côté du réservoir ou de la poche, les faisoit fermer avant que le ventricule fût suffisamment dégorgé.

Le sang que la veine pulmonaire poussoit dans le ventricule gauche, ne pouvant librement passer dans l'Aorte par les raisons cy-dessus dites, obligeoit le cœur à se

dilater; & c'est par ces dila-
tations si souvent réïterées,
que le cœur peut avoir aquis
une grosseur extraordinaire.

On trouve encore une cause
de la difficulté de respirer par
l'engorgement où étoit le
sang dans la poche, dans le
ventricule, & consequem-
ment par l'embaras où il devoit être dans les vaisseaux du
poulmon.

Ce sang ainsi retenu dans
cette digue ou poche, ralen-
ti par le choc qu'il avoit fait
contre ses parois, & par la ré-
flection qu'il venoit de faire
du côté du cœur, auroit été
peu propre à entretenir la
vivacité & la force du tem-

peramment de la Malade..
Mais la nature y avoit fagement pourvû par les petits tubercules pierreux, dont elle avoit pris foin de relever les parois internes de cette poche, lefquels s'appliquant les uns fur les autres par la contraction de l'Aorte, froiffoient & brifoient les parties du fang, les obligeoient de fortir à travers les ouvertures que laiffoient toûjours les éminences pierreufes des deux cloifons, & leur redonnoient un nouveau degré de force ; ce qui peut eftre regardé par les connoiffeurs, comme l'effet d'un troifiéme ventricule.

Cette difpofition des parties

ties voiſines du cœur , & qui
certainement n'étoit pas l'ou-
vrage d'un jour, avec laquelle M *** avoit vécu depuis
plus de 35 ans , & avec laquelle , il eſt à croire, qu'elle
eût encore pû vivre, produi-
ſoit une maladie reſpectable,
pour laquelle il eſt raiſonna-
ble de penſer qu'il ne falloit
pour tout remede , qu'un ré-
gime doux, propre à entretenir dans le ſang le calme &
la tranquilité.

Une autre indiſpoſition
fourniſſoit à peu-près les mêmes indications, & deman-
doit un ſecours preſſant, qui
fuſt modeſtement & inutile-
ment propoſé. Cette indiſ-

B

position étoit la toux & la respiration suffoquente, outre l'embaras du sang dans le poumon ; l'une & l'autre étoient produites par une sérosité mordicante, qui picotant la trachée artere, produisoit la toux, & par l'irritation qu'elle faisoit sur les muscles intercostaux, déterminoit une grande quantité d'esprits à couler dans leurs fibres ; & les faisant ainsi aller au de-là de leur tension naturelle, les côtes & le diaphragme ne pouvoient que difficilement, les unes s'abaisser, & l'autre devenir convexe.

Une preuve convainquante que ces derniers accidents

étoient ceux qu'il falloit combattre, & qu'ils ne dépendoient pas seulement de l'embaras du sang dans le poulmon ; c'est que la Malade demanda plusieurs fois qu'on lui pressât les côtes avec la main, se sentant, disoit-elle, soulagée par ce moyen ; la raison en est évidente, les côtes s'élevant moins, à cause de la résistance de la main, les muscles intercostaux penoient moins, & le diaphragme se mouvoit plus aisément.

Notre Oracle n'étoit pas en état de faire ces attentions. Hardi, pour ne pas dire témeraire, dans son pronostic ;

il a conſtament voulu l'être
dans ſa pratique. Il avoit dé-
cidé que tout le mal dépen-
doit d'un ſang épais, qui ne
circuloit point, & ſon eſprit
abſtrait, vague & couvert par
des vapeurs bien plus réelles
en lui, que celles dont il diſoit
que la Maladie de M * * *
étoit compliquée, s'eſt uni-
quement attaché à mettre en
uſage des remedes puans, a-
cres & volatils, comme tein-
tures de Succin & de Caſtor,
Aſſa fætida, préparations de
mars, Sel volatil, de cornes de
cerf, eau de melisse, bouïllons
de Vipere avec la racine d'E-
nuleCampane, purgatifs avec
Aloës, Diagrede, Mercure

doux , & Vomitifs violens. Remedes tous propres à por- ter dans le sang une acreté & un feu qui n'étoient déja que trop allumez, contre lesquels le moindre écolier en Mede- cine, avec un peu de bon sens, s'élevera toûjours dans sem- blables Maladies ; car il est bien sûr que ces Remedes ne pouvoient jamais changer le défaut de conformation des parties voisines du cœur , & par l'acreté le feu & le mou- vement qu'ils ont mis dans le sang , n'ont servi qu'à en augmenter les accidents.

Quoique l'experience ait montré à tous ceux qui ap- prochoient la Malade , dès

les premiers jours , que ces
Remedes commencerent à
être mis en uſage , que leur
effet eſtoit pernicieux , l'Oracle a toûjours eû le don de
perſuader. La part que l'on
prenoit au triſte état de la
Malade, fit qu'on eſſaya d'op-
poſer ces ſages maximes. Que
le raiſonnement eſt toûjours
faux , lorſque l'experience
n'y répond point. Que ce
qui fait du bien ou du mal au
Malade , eſt ce qui doit four-
nir au Medecin les plus ſûres
indications. Qu'il eſt ſouvent
de la prudence d'abandon-
ner pour quelque temps la
cauſe de la Maladie , pour en
diminuer les ſymptômes. On
fit

fit ſes efforts pour perſuader que la Maladie principa-
le étoit un Aſthme , dont
il falloit, diſoit-on, calmer
les accidens par les Ano-
dins. On oſa même mode-
ſtement propoſer pour re-
mede à la toux & à la reſpi-
ration ſuffoquante, aprés u-
ne ſaignée du bras, le blanc
de baleine, avec quelques
goûtes de Teinture Anodine
pour le ſoir ; ce qui par un
doux ſommeil eut rendu cette ſeroſité moins irritante, &
l'euſt miſe inſenſiblement en
état d'être évacuée par l'effet
de quelque doux purgatif.

Ce grand homme , aux lu-
mieres ſuperieures , qui n'eſt

venu à Paris , que pour être plus à portée d'obtenir les premieres Charges que la Cour ne deſtine qu'aux Maîtres de l'Art , qui pretend ſe placer au-deſſus des Medecins de la Faculté de Paris , s'éleva contre cette propoſition , il ne daigna pas répondre à un des plus jeunes , & des moins habiles membres de cette Faculté , & il décida ſouverainement qu'il falloit mettre M*** dans l'uſage d'un Opiate de Mars , & continuer les bouillons de Vipere , avec la racine d'Enule-Campane: racine, dont le ſuc eſt d'une acreté té inſupportable ; ce qui augmenta bien - toſt les accidens, fit rompre par la violence de la toux, & les exploſions vives qui s'allumerent dans le ſang, quelque rameau d'artere dans un lobe du poumon,&produiſit cinq jours avant la mort, un funeſte crachement de ſang.

D'abord qu'on ſe fuſt apperçû du crachement de ſang, on mit promptement les ſaignées & les anodins en uſage, ſans pourtant, je ne ſçai par quel genie,abandonner le Sel volatil de Corne de Cerf,le Succin& le Caſtor, qui ont été continuez,même ſix heures avant la mort : mâis les ſaignées, ni les Anodins, ne pouvoient plus reparer le defordre, que tant de Remedes échauffans a-voient produit ; le fang dé-ja épanché dans le poumon fe convertiffoit en pus de jour en jour ; les forces de la Malade diminuoient à cha-que inftant ; il en falloit moins pour fuccomber.

Quoique cette pratique foit déteftable, pour la jufti-fier, & pour acquerir une ré-putation qui ne paroift pas à l'abry de l'injure des temps. Il m'eft revenu que ce nou-vel Hypocrate a pris, à peu prés, les mêmes précautions que prennent ordinairement les vendeurs de Mitridathe,

qui ont toûjours des gens
atitrez pour loüer leurs faits
merveilleux , & qu'il a fait
trouver à l'ouverture du ca-
davre des gens sans aveu, qui
lui sont entierement dé-
voüez : par lesquels il a fait
répendre , que la Malade ne
pouvoit pas vivre; ce qui
n'est que trop vrai , dans la
supposition qu'elle prendroit
les remedes qui lui ont été
ordonnez : mais qui eût été
absolument faux , si on se
fût contenté de faire obser-
ver un regime doux , &
qu'on se fust gardé de lui
rien faire prendre qui pût
mettre le sang dans un si
grand mouvement.

C iij

Je sçai de plus qu'un de ses éleves, qui ne jure, pour me servir de l'expression d'Horace, que *in verba magistri* ; qui n'a pour tout merite, que l'importune facilité de parler beaucoup, & de rassembler dans ses longues periodes les differens mots qui échapent à ces sçavans, s'est venté d'en faire l'apologie, en attendant qu'on voye ses productions, vous devez être sûr que les veritables circonstances du fait sont contenuës dans le Memoire que je vous envoye.

Avant que de finir, trouvez bon, je vous prie, Monsieur, que je vous fasse res-

souvenir de ce que vous m'a-
vez dit vous-même avant vo-
tre départ. Que la faute la
plus essentielle de ce nouveau
venu, aprés celle d'avoir a-
bandonné son premier poste,
est celle de n'avoir sçû la ré-
parer ; ce qu'il eût pû faire
en suivant l'avis que lui don-
na, dans les premiers jours
de son arrivée, le plus pru-
dent, le plus sage, le plus é-
clairé & le plus capable des
Medecins. Il lui dit qu'il venoit dans un lieu fourni d'un
grand nombre d'habiles Pra-
ticiens, & que ce qu'il croyoit
lui être le plus convenable,
étoit de retourner chez lui,
s'appliquer à ce premier gen-

re d'exercice, auquel il devoit toute sa réputation.

Mais cet esprit plein de lui-même, loin de recevoir cet avertissement avec le respect & la déference qu'il devoit, se crut d'autant plus capable de tout entreprendre. L'experience n'a que trop mótré le contraire, sur tout dans la Maladie de M*** tout Paris commence à revenir de la prévention que donne ordinairement l'idée de nouveauté. Les yeux se défillent. Notre Illustre n'est pas loin du bout de sa carriere ; & bientoft on le verra suivre le chemin que son collegue V. lui a nouvellement tracé. Je passe plusieurs faits qui pourroient vous prouver l'erreur de ses pronostics, & les mauvais effets de sa pratique, & je laisse à quelqu'autre le soin de vous en instruire. Je suis,

APPROBATION.

J'Ay lû le preſent Manuſcrit ; & je n'y ai rien trouvé qui en puiſſe empêcher l'Impreſſion. A Paris ce 14 Fevrier 1710.

Signé, GELLY.

PERMISSION.

VEu l'Approbation du Sieur Gelly Docteur en Medecine de la Faculté de Paris, permis d'imprimer ce 15 Fevrier 1710.

Signé, R. DE VOYER D'ARGENSON.